BEI GRIN MACHT SICH IHR WISSEN BEZAHLT

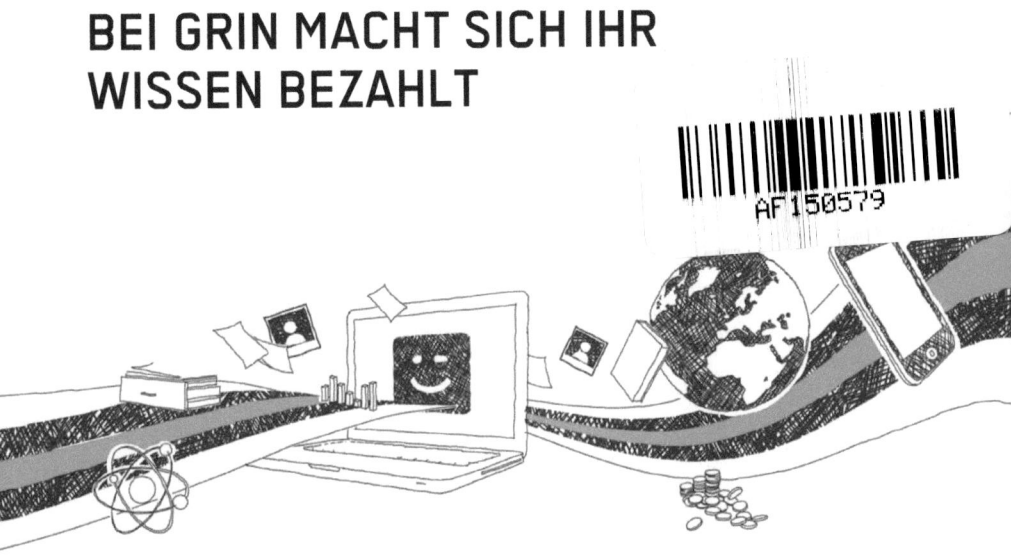

- Wir veröffentlichen Ihre Hausarbeit,
  Bachelor- und Masterarbeit

- Ihr eigenes eBook und Buch -
  weltweit in allen wichtigen Shops

- Verdienen Sie an jedem Verkauf

Jetzt bei www.GRIN.com hochladen und kostenlos publizieren

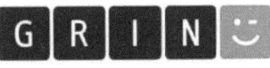

Bibliografische Information der Deutschen Nationalbibliothek:

Die Deutsche Bibliothek verzeichnet diese Publikation in der Deutschen National-bibliografie; detaillierte bibliografische Daten sind im Internet über http://dnb.d-nb.de/ abrufbar.

Impressum:

Copyright © 2006 GRIN Verlag
Druck und Bindung: Books on Demand GmbH, Norderstedt Germany
ISBN: 9783668076853

Timm Jürgens

Die Erlebenswelt des dementiell Erkrankten. Theoretische Ansätze zur Betreuung von Menschen mit Demenz

GRIN Verlag

GRIN - Your knowledge has value

Der GRIN Verlag publiziert seit 1998 wissenschaftliche Arbeiten von Studenten, Hochschullehrern und anderen Akademikern als eBook und gedrucktes Buch. Die Verlagswebsite www.grin.com ist die ideale Plattform zur Veröffentlichung von Hausarbeiten, Abschlussarbeiten, wissenschaftlichen Aufsätzen, Dissertationen und Fachbüchern.

Besuchen Sie uns im Internet:

http://www.grin.com/

http://www.facebook.com/grincom

http://www.twitter.com/grin_com

Bildungsvereinigung Arbeit und Leben e.V.

Kastanienwall 52

31785 Hameln

Abschlussarbeit zum Thema:

Socken im Kühlschrank – Handtasche weg !

Die Erlebenswelt des dementiell Erkrankten

Theoretische Ansätze zur Betreuung von dementiell erkrankten Menschen

Autor	:	Timm Jürgens
Abgabedatum	:	13.06.2006

INHALTSVERZEICHNIS

1. Einleitung

"Wer dement ist, kann nichts mehr" ist eine häufig geäußerte Meinung. Der Erkrankte kostet nur noch Geld, ist in seinem Handeln nicht mehr kalkulierbar und wird "zum Unglück" seiner Angehörigen. Die professionelle und würdige Begleitung von Menschen, die an einer Demenz, z. B. der Alzheimer-Demenz leiden, gilt zu Recht zu den schwierigsten und anspruchvollsten Herausforderungen in der Pflege.

In meiner Beruflichkeit in der Altenpflege merke ich immer deutlicher, welche Ansprüche dementiell Erkrankte an mich als Mitarbeiter stellen. Sie bedürfen einer ganz besonderen Betreuung; einer Betreuung mit viel Geduld und Verständnis. In der vorliegenden Abschlussarbeit werden entsprechende Ansätze, Instrumente und Methoden vorgestellt, die das Ziel verfolgen, den an Demenz Erkrankten ein Leben in weitestgehender Zufriedenheit zu ermöglichen. Erfassen zu können, was demenzkranke Menschen in ihrem Dasein brauchen, setzt einen Einblick in ihre individuelle, subjektive Welt voraus.

In der Arbeit wird beschreiben, wie man die, zum Teil verwirrten Verhaltensweisen verstehen und einen Zugang zur inneren Welt des dementen Menschen finden kann damit ihm auch weiterhin mit Empathie und Wertschätzung begegnet wird.

2. Dementielle Erkrankungen

2.1 Definition

> **Demenz** (lat.: der Geist ist weg, der Verstand ist verloren): eine chronische Verwirrtheit, im medizinischen Sinne eine Abbauerkrankung des Gehirnes mit einer kontinuierlichen zunehmenden Verschlechterung der intellektuellen und geistigen Fähigkeiten und der Alltagskompetenz.

(Quelle: Mötzing, Gisela: Beschäftigung mit alten Menschen, *Urban & Fischer Verlag,* München 2005)

Das Wort Demenz beschreibt zunächst einen Zustand. Ein Mensch mit Demenz ist „ohne Verstand". Er redet und macht „unsinniges Zeug". Die Wortbedeutung beschränkt sich auf die kognitiven sichtbaren, beziehungsweise hörbaren Fähigkeiten. Die Begrifflichkeit von Demenz umfasst jedoch viel mehr.

Der Begriff Demenz bezeichnet nicht eine einzelne Krankheit, sondern umfasst verschiedene Störungen der geistigen Leistungsfähigkeit. Das Zusammentreffen verschiedener Symptome lässt ein typisches Krankheitsbild entstehen, das auch als „dementielles Syndrom" bezeichnet wird.

Dementielle Erkrankungen stellen eines der häufigsten Leiden im hohen Alter dar. Da die Anzahl der hochbetagten Menschen durch den medizinischen Fortschritt in unserer Gesellschaft stetig wächst, steigt auch die Anzahl der Menschen mit dementiellen Erkrankungen.

2.2 Klassifikationen

Wie beschrieben ist Demenz ein Sammelbegriff für verschiedene dementielle Erkrankungen und Symptome. Im Allgemeinen werden primäre und sekundäre Demenzen unterschieden.

2.2.1 Primäre Demenzen

Bei primären Demenzen handelt es sich um hirnorganische Erkrankungen die entweder degenerativ oder vaskulären Typs sind. Das heißt, es kommt zu einer Altersrückbildung des Gehirns die sich durch eine Hirnleistungsschwäche darstellt. Die Krankheitsursachen entstehen direkt im Gehirn, sind irreversibel und lassen sich bis heute nicht wesentlich aufhalten. Primäre Demenzen machen 80-90 % aller Demenzen aus. Zu der häufigsten Form zählt die Demenz vom Alzheimertyp (DAT). Sie macht 50 Prozent aller Demenzerkrankten aus. Am zweithäufigsten ist die vaskuläre Demenz, auch Multi-Infarkt-Demenz (M.I.D.) genannt, die für etwa 13 Prozent aller Fälle verantwortlich ist.

2.2.2 Sekundäre Demenzen

Sekundäre Demenzen treten mit einer Häufigkeit von 10-20 % aller Demenzerkrankungen auf und können durch unterschiedliche Krankheiten oder Verletzungen entstehen. Dazu gehören unter anderem Hirntumore, Vitamin-B12 Mangel, entzündliche Erkrankungen z.b. nach einem Zeckenbiss, Herz-Kreislauf-Insuffizienz, Mangelernährung, Stoffwechselerkrankungen, Epilepsie, Depressionen und Vergiftungen durch Alkohol und Medikamente. Die Vergiftung durch Medikamente kommt besonders bei Hochaltrigen vor. Durch zu wenig Flüssigkeit können die Wirkstoffe nicht ausgeschwemmt werden und lagern sich im Körper an. Ist die Grunderkrankung behandelbar, können viele Demenzsymptome abgeschwächt werden oder verschwinden ganz. Sekundäre Demenzen sind also teilweise reversibel. Dies rechtfertigt bei einem allgemeinen Verdacht auf Demenz eine umfangreiche Diagnose (Sulimma 2003:12).

Des Weiteren gibt es eine ganze Reihe von dementiellen Mischformen und relativ seltener Erkrankungen, die für die restlichen Prozent verantwortlich sind. Die Krankheit, wie die Parkinson-, die Pick- und die Binswanger-Krankheit, die Demenz mit Lewy-Körperchen sowie die Huntington-Krankheit. Letztgenannte kommen relativ häufig bei jüngeren Patienten vor.

2.3 Stadien der Demenz

Leichte Demenz:
Obwohl Arbeit und soziale Aktivität deutlich beeinträchtigt sind, bleibt die Fähigkeit erhalten, unabhängig zu leben.

Mittlere Demenz:
Eine selbstständige Lebensführung ist nur mit Schwierigkeiten möglich und ein gewisses Ausmaß an Aufsicht erforderlich.

Schwere Demenz:
Der Betroffene ist desorientiert und muss kontinuierlich beaufsichtigt werden. Er ist in Allem auf Hilfe angewiesen.

(Quelle: Pflege Heute , *Gustav Fischer Verlag*, Stuttgart 1997)

2.4   Symptome der Demenzerkrankten

Zu den **typischen Symptomen** gehören:

- Gedächtnisstörungen: Zuerst die Beeinträchtigung des Kurzzeitgedächtnisses (Unfähigkeit zu lernen und neue Informationen aufzunehmen oder sich an kurz Zurückliegendes zu erinnern), später Beeinträchtigung des Langzeitgedächtnisses.

- Orientierungsstörungen: Zuerst zeitliche und räumliche, später auch situative und persönliche Desorientierung.

- Intelligenzabbau mit kognitiven Ausfallsymptomen:
  - Aphasie (Sprachstörungen)
  - Konzentrationsstörungen
  - Agnosie (Unfähigkeit, Gegenstände wieder zu erkennen)
  - Erschwerte Entscheidungsfindung
  - Apraxie (Unfähigkeit, motorische Aktivität auszuüben, trotz Verständnis und intakter Motorik
  - Vermindertes Kritik- und Urteilsvermögen

- Einschränkung des Gesichtfeldes
- Verlust der Körpergrenzen-Wahrnehmung
- Störung der emotionalen Kontrolle und des Sozialverhaltens
- Handlungsunfähigkeit und erhebliche bis völlige Beeinträchtigung der Alltagskompetenzen.

2.5   Die einfache Logik der Demenz

Eine gute Veranschaulichung fand ich in dem Buch »Demenz und Alzheimer verstehen« des Psychogerontologen Huub Buijssen. Seine Darstellung über die Logik der Demenz hat mich stark beeindruckt und mir geholfen ein besseres Verständnis für die Erkrankung zu bekommen. Daher möchte ich sie in diesem Zusammenhang erklären.

Mit einer Person, die an Demenz erkrankt ist zu leben, ist für die pflegenden Angehörigen nicht leicht. Der Demenzerkrankte nimmt die Welt anders wahr. Im wahrsten Sinne des Wortes führt er ein „Leben in einer eigenen Welt". Das Verhalten der Betroffenen ist für das Umfeld häufig rätselhaft. Sie wiederholen ständig dieselben Fragen; sie wissen nicht von Ereignissen die kurz zuvor geschehen sind, kennen sich jedoch gut in der Vergangenheit aus; sie möchten nach Hause obwohl sie zu Hause sind. Und doch steckt hinter diesen Krankheitserscheinungen eine einfache Logik, behauptet der Buchautor Huub Buijssen.

Seine Aussage lautet: Zwei Gesetze der Demenz und eine gewisse psychologische Grundkenntnis genügen, um die vielen von der Norm abweichenden Verhaltensweisen verstehen zu können. Um das erste Demenzgesetz verstehen zu können, muss zunächst etwas über die Funktionsweise des normalen Gedächtnisses gesagt werden.

Der Mensch besitzt zwei Arten von Gedächtnis. Ein Kurzzeit- und ein Langzeitgedächtnis. Alle Sinne, mit denen wir wahrnehmen (hören, sehen, riechen, schmecken, fühlen), werden zunächst im Kurzzeitgedächtnis gespeichert. Hier bleibt die Information maximal zwanzig bis dreißig Sekunden. Eine halbe Minute haben wir also Zeit, um aus dieser Information eine Auswahl zu treffen. Erklären wir diese für wichtig, schenken wir ihr unsere Aufmerksamkeit und speichern diese in unserem Langzeitgedächtnis ab. Die restlichen werden gelöscht.

Während das Kurzzeitgedächtnis eine begrenzte Speicherkapazität hat, bietet das Langzeitgedächtnis Platz für unendlich viele Informationen.
Eine Information aus dem Kurzzeitgedächtnis zu speichern geschieht nicht von selbst. Verschiedene Faktoren spielen eine Rolle. Ein wichtiger Faktor ist die *Aufmerksamkeit*. Situationen, in denen wir emotional berührt werden, bleiben uns meist ein Leben lang in Erinnerung. Trotzdem können wir auch eher langweilige Informationen über einen längeren Zeitraum speichern. Eine Methode, etwas zu behalten kann hier das ständige *wiederholen* sein. Beispielsweise beim lernen von Vokabeln in der Schulzeit.

Aber nicht nur durch das *Wiederholen* kann unser Gedächtnis trainiert werden, sondern auch dadurch, dass man sich die Sache vorstellt oder veranschaulicht. Wenn wir uns in Gedanken von der Information ein Bild machen, fällt es uns leichter uns daran zu erinnern.

Eine weitere Methode liegt in der *Assoziation* mit Bekanntem. Ich verknüpfe einfach eine unbekannte Information mit einer Sache die ich verstehe, so bilde ich eine so genannte "Eselsbrücke", um an das Ziel zu gelangen. Eine andere Möglichkeit, etwas zu behalten, ist das *Ordnen* oder *Strukturieren* der Information. Wenn man sich die Wörter Diskette, Tastatur, Stier, Hamster, Monitor und Frosch einprägen soll, wird es verhältnismäßig schwierig, wenn man diese als unverbundene, eigenständige Wörter betrachtet. Die Aufgabe wird wesentlich leichter, wenn man die Wörter in zwei Kategorien einteilt: Tiere und Computer. Ein weiterer Faktor, ob wir etwas behalten, hängt davon ab, ob es für uns eine Bedeutung hat. Werden die Informationen in der Unterrichtsstunde vom Dozenten humorvoll präsentiert und mit praktischen Beispielen erklärt, haften die Informationen besser im Gedächtnis, als wenn sie mit ernstem Gesicht vermittelt werden.

Diese Beispiele machen deutlich, dass das Behalten kein Prozess ist, der automatisch verläuft. Man muss sich darum bemühen; auch wenn man sich dessen nicht immer bewusst ist.

2.6   Gesetze der Demenz

2.6.1 Erstes Demenzgesetz: Gestörte Einprägung

Was meint gestörte Einprägung? Es geht darum, dass ein an Alzheimer- Demenz Erkrankter nicht mehr in der Lage ist, Informationen vom Kurzzeit- ins Langzeitgedächtnis zu transportieren. Er erinnert sich meist nicht mehr an das was länger als eine halbe Minute zurückliegt.

Selbstverständlich gibt es auch hier Ausnahmen. Auch der Schweregrad des Betroffenen ist zu berücksichtigen. Meine Erfahrungen aus der Tagespflege zeigen allerdings deutlich, dass für das Speichern von Informationen Kontinuität und Emotionen für Demente sehr wichtig sind.

Das Demenzgesetz der Gestörten Einprägung hat mir sehr geholfen, viele der Erscheinungen der Demenz zu verstehen. Eines der ersten Symptome der Krankheit ist, das sich der Betroffene in einer neuen, unbekannten Umgebung nicht mehr orientieren kann. Wie jeder andere wird ein Mensch mit einer leichten Form der Demenz bei einem Spaziergang in einer fremden Stadt oder Umgebung, bestimmte Orientierungspunkte suchen um an sein Ziel zu gelangen. Einen Straßennamen, ein Schild, ein Gebäude. Möchte er nun wieder zurückkehren, wird er jedoch die Orientierungspunkte vergessen haben. Und schon hat er sich verirrt.

Er steht ebenfalls vor dem Problem der zeitlichen Desorientierung. Ständig fragt er: "Wie spät ist es?" oder "Welcher Tag ist heute?" "Wann kommen jetzt meine Angehörigen?" Häufig bringen Menschen mit einer beginnenden Demenz so ihre Umgebung zur Verzweiflung. Schließlich haben sie die Frage erst vor kurzer Zeit beantwortet. Dennoch würde der dementiell Erkrankte nicht mehrere Male am Tag fragen, wenn er die Zeit wüsste. Für ihn bleibt sie ein fortwährendes Rätsel. Er weiß nicht, dass er die Frage schon gestellt hat, geschweige denn, dass er die Antwort noch wissen müsste.

Angehörige haben noch mehr Anlass zur Klage, denn der Demenzkranke kann sich auch an Ereignisse der jüngsten Vergangenheit nicht mehr erinnern. Auf Fragen wie »Was hast du heute so erlebt?« oder »Was gab es denn zum Mittagessen?« muss er die Antwort meist schuldig bleiben.

Mit dem "großen Vergessen" beginnt häufig auch das "große Suchen". Da der Demenzkranke in diesem Stadium sehr großen Wert auf seine persönlichen Dinge legt, wird er versuchen, diese noch sicherer aufzubewahren als früher. Ab jetzt vermisst er ständig seine Sachen. Er vergisst einfach, wohin er sie gelegt hat.

Wegen der gestörten Einprägung fällt es dem Demenzkranken sehr schwer Menschen, die er erst vor kurzer Zeit kennen gelernt hat, wieder zu erkennen. Ebenfalls kommt es zur zeitlichen Desorientierung: Sie wissen oft nicht mehr, welcher Tag heute ist. Die Demenz bricht also nicht nur die Brücken zur Vergangenheit ab, sondern auch die zur Zukunft.

Ein weiters typisches Symptom ist der rasche Stimmungswechsel. Wird eine nichtdemente Person verärgert weil sie zu Unrecht beschuldigt wird, reagiert sie meist zornig. Sie wird wahrscheinlich nicht nach zwei Minuten wieder fröhlich lachen sondern eine gewisse Zeit in dieser Stimmung verharren, um zu signalisieren, dass sie es ernst meint. Bei einer dementen Person kann die Stimmung sehr viel schneller umschlagen. Weil sie einfach den Anlass für den Zorn, Scham oder Freude vergessen hat.

Indirekte Folgen

In der Anfangsphase sind sich demenzkranke Menschen sehr wohl bewusst, dass sie Fehler machen und weniger leisten als früher. Vor allem dem Neuen und Unbekannten sind sie nicht mehr gewachsen. Immer wieder kommt es zu Aussetzern und Gedächtnislücken mit Wortfindungsstörungen. Situationen wie komplexe Fragestellungen oder eine unbekannte Umgebung bringen dementiell Erkrankte in Verlegenheit. Die Folge ist klar. Sie werden versuchen, genau diesen Situationen aus dem Weg zu gehen. Deswegen bleiben sie lieber zu Hause und Kontakte zu fremden Personen werden vermieden. Die eigenen vier Wände bieten so Schutz vor Fehlschlägen.

Sollte es doch mal Situationen geben, in der Fehler gemacht werden, kommt eine auch bei Nichtdementen typische Reaktion zum Vorschein. Sie werden versuchen, den Fehler zu vertuschen oder zu verschleiern. Die Konfrontation mit den Irrtümern verleitet die Betroffenen oft zu Notlügen. Daher versuche ich, diese Situation in meinem Alltag zu vermeiden. So erhalte ich die Selbstachtung des Erkrankten.

Zwei Beispiele aus der Tagespflege:

Gedächtnistraining :
Mitarbeiterin: Fr. Meier können sie mir einen Beruf sagen?
Fr. Meier   : Es gibt ja so viele!

Gespräch :
Angehöriger: Vater was gab es denn heute zum Mittagessen?
Tagesgast : Dasselbe wie immer!

Bei Personen, die bereits vor der beginnenden Demenz zu Selbstzweifeln neigten, kommt es häufig zu Reaktion der Depressivität. Die hohe Anzahl der Misserfolge wird nicht der Erkrankung Demenz zugeordnet, sondern sich selbst.

Andere mögliche Symptome sind körperliche Unruhe und nervöses Verhalten. Ständiges Auf- und –Ab- Gehen. Übermäßiges Essen und Trinken. All diese Reaktionen sind auch beim gesunden Menschen zu beobachten, wenn er einem Verlust, psychischem Schmerz oder Angst ausgesetzt ist. Es ist also durchaus normal und nicht merkwürdig.

Oft sind die genannten Reaktionen beim Betroffenen allerdings nicht einzeln anzutreffen, sondern in Kombination. So wechselt sich Zorn mit Trauer und Depressionen ab. Einige werden dabei unruhig, andere rauchen eine Zigarette nach der anderen.

Auch an dieser Stelle muss ich wieder sagen, dass das alles normale Verhaltensweisen sind. Ich habe schon oft meinen Haustürschlüssel verloren, oder eine Verabredung vergessen. Auch für diese Abschlussarbeit habe ich mich einige Stunden zu Hause zurückgezogen. Schließlich wäre ein schlechtes Abschneiden ein großer Fehlschlag. Das macht mir Angst, vielleicht würde ich sogar mit Aggressivität reagieren. Der Unterschied zwischen mir und dem demenzkranken Mensch besteht darin, dass ich lediglich ab und zu etwas falsch mache oder ungewöhnlich reagiere, während es dem Demenzkranken ständig passiert.

2.6.2 Zweites Demenzgesetz: Der Gedächtnisabbau

Die Verhaltensweisen beginnender Demenz können mit dem ersten Gesetz, der gestörten Einprägung, gut erklärt werden. Für die Reaktionen und Merkmale bei einer schweren Demenz ist das erste Gesetz jedoch unzureichend. Um diese Aussage zu stützen, sollte man zuvor wiederum etwas über das gesunde Gedächtnis sagen.

Das Langzeitgedächtnis kann man mit einer großen Bibliothek voller Tagebücher vergleichen. Der Mensch mit einem voll funktionsfähigen Gehirn schreibt alles, was er für wichtig hält, hinein. Jeder schreibt so unbemerkt an seinem Gesamtwerk. Eine kleine Auswahl: die erste Begegnung mit dem Weihnachtsmann, der erste Partner, die Anstandsregeln, der erste Schultag, der Tod der Oma, Düfte, Gespräche oder Begegnungen, die einen stark beeindruckt haben. Zahllose Erfolgserlebnisse, aber auch die Misserfolge, stehen in den Tagebüchern. So entstehen wohl tausende von Einträgen, die später alle ordentlich nach Jahrgängen sortiert in der Bibliothek des Langzeitgedächtnisses archiviert werden.

Ein Achtzigjähriger, der seit drei Jahren dement ist, wird sich hingegen an die Ereignisse der letzten Jahre kaum noch erinnern. Durch seine gestörte Einprägung in den letzten Jahren war er nicht mehr in der Lage seine Tagebücher anzulegen. Die Bücher sind seit dem Ausbruch der Demenz leer und unbeschrieben. Dem Erkrankten fällt es sehr viel leichter, über den Zeitraum vor dem Ausbruch seiner Krankheit zu erzählen. Mit dem Fortschreiten der Demenz tritt jedoch eine Veränderung ein: Das zweite Demenzgesetz tritt in Kraft:

Auch das Langzeitgedächtnis fängt an Risse zu zeigen. Es löscht seine Daten auf eine ganz besondere Weise: Es wird wie ein Wollknäuel abgewickelt, vom Ende zum Anfang hin.

Zuerst verschwinden die Tagebücher des Jahrgangs vor dem Ausbruch der Krankheit, später die des Jahres davor usw. Als letztes bleiben die Tagebücher aus der Jugend und der Kindheit übrig. Im fortgeschrittenen Stadium stehen dem Demenzkranken also nur noch die Tagebücher der ersten fünf Lebensjahre zu Verfügung.

Gerade jetzt ist eine Biographiekenntnis für den Begleitenden besonders wichtig. Zum Ende des letzten Stadiums sind sogar diese Jahre gelöscht, und es dauert nicht mehr lange, bis der Betroffene stirbt.

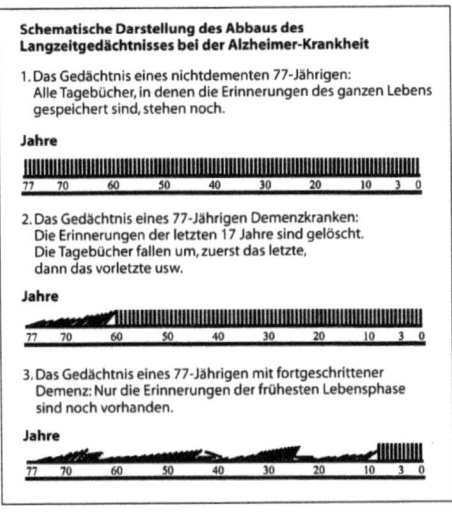

Schematische Darstellung des Abbaus des Langzeitgedächtnisses bei der Alzheimer-Krankheit

1. Das Gedächtnis eines nichtdementen 77-Jährigen: Alle Tagebücher, in denen die Erinnerungen des ganzen Lebens gespeichert sind, stehen noch.

Jahre

2. Das Gedächtnis eines 77-Jährigen Demenzkranken: Die Erinnerungen der letzten 17 Jahre sind gelöscht. Die Tagebücher fallen um, zuerst das letzte, dann das vorletzte usw.

Jahre

3. Das Gedächtnis eines 77-Jährigen mit fortgeschrittener Demenz: Nur die Erinnerungen der frühesten Lebensphase sind noch vorhanden.

Jahre

Abbildung 1: Der Gedächtnisabbau (Buijssen 2003:15)

Es gibt zwei Ausnahmen. Eine ist unangenehm, die zweite eher positiv zu bewerten. Die erste unangenehme Ausnahme ist die Tatsache, dass alle Tagebücher gelöscht werden, in denen komplizierte Fertigkeiten gespeichert sind. Beispiele sind Rechnen, Kochen, Lösen schwieriger Aufgaben, Organisieren von Arbeitsabläufen und ähnliches. Die zweite Ausnahme ist erfreulich: Tagebücher, die häufig geöffnet werden, bleiben länger verfügbar. Beispielsweise durch häufige Wiederholungen. Diese Tatasche machen wir uns in der Tagespflege beispielsweise beim Gedächtnistraining zu Nutzen.

Folgen

Durch das Löschen der Informationen im Gedächtnis sind diese Kranken von einem bestimmten Zeitpunkt an nicht mehr in der Lage, Tätigkeiten zu verrichten, die für sie noch vor kurzem zum Alltäglichen gehörten. Sind die Kenntnisse und Fertigkeiten nicht mehr verfügbar, wird die betroffene Person auf frühere Gewohnheiten zurückgreifen. Es ist daher ebenfalls möglich, dass sie eines Tages

13

den Staub mit Besen und Schaufel versucht zu entfernen anstatt mit dem Staubsauger.

Das Sprachgedächtnis wurde in vielen Jahren erlernt und immer wieder erweitert. Es befindet sich in fast allen Tagebüchern unserer Bibliothek. Die Fähigkeit, mittels der Sprache zu kommunizieren, wird deswegen nicht plötzlich, sondern schrittweise ausgelöscht. Erste Symptome sind oft Wortfindungsstörungen. Durch das ständige Suchen nach Worten verläuft ein Gespräch mit einem dementiell Erkannten oft sehr schleppend und mühsam. Es ist also nicht verwunderlich, dass in der Endphase der Krankheit der Betroffene kaum Lust hat, an einem Gespräch teilzunehmen. Dennoch wird er die Worte sehr genau verfolgen und wahrnehmen.

Sein Wortschatz wird sich nur noch auf wenige Wörter beschränken. Ein Demenzkranker wiederholt in dieser Phase – ähnlich einem Kleinkind, das gerade sprechen lernt – Wörter oder kurze Sätze, die ein anderer gerade gesagt hat.

Zwei Beispiele der widersprüchlichen Argumentation einer dementen Frau.

Alte Frau:»Können Sie mich nach Hause bringen? «
Mitarbeiterin:»Ich weiß nicht, wo sie wohnen. «
Alte Frau:»Ich auch nicht, aber ich kann ihnen den Weg zeigen. «

(Aus: Buijssen, 2003)

Eine sehr auffällige Begleiterscheinung der Demenz ist die schwindende Fähigkeit, für sich selbst zu sorgen. Es beginnt oft mit Problemen bei der Ausführung komplizierter Aufgaben wie Einkaufen und dem Regeln der Finanzen. Später ist der Erkrankte nicht mehr in der Lage, passende Kleidungsstücke selbständig auszuwählen. Der betroffene braucht oft Druck und viel Motivation um seine Körperpflege durchzuführen.

Dann verlernt er die notwendigen Handlungen für den Gang zu Toilette. Danach leidet er an Harn- und anschließend an Stuhlinkontinenz. Der Gedächtnisabbau endet auch hier noch nicht, denn es folgt unausweichlich der Augenblick, an dem der Kranke Hilfe beim Essen braucht. Im letzten Stadium kann dann der Betroffene

14

nicht einmal mehr gehen, nur noch sitzen. Bis irgendwann auch das nicht mehr möglich ist.

2.7 Gesellschaftliche Aspekte zum Umgang mit dementiell erkrankten Menschen

Die Krankheit trifft nicht nur den Dementen selbst, sondern auch das unmittelbare Umfeld. Und zwar oft noch stärker als den Kranken. Sie stellt das Leben der nächsten Angehörigen völlig auf den Kopf. Natürlich bestehen große Unterschiede zwischen den Angehörigen, die einen Demenzkranken pflegen; aber sie haben auch viele gemeinsame Sorgen, Probleme und Gefühle. Alle Angehörigen stehen vor der Aufgabe, von dem Menschen den sie lieben, Abschied zu nehmen. Sie verlieren ihn noch zu seinen Lebzeiten. Sie müssen trauern – und machen während dieses langen, langsamen Abschieds alles durch, was zu einem Trauerprozess gehört: Leugnen, Unglaube, Rebellion, Trauer, Scham, Wut, Einsamkeit, Schuld, Eifersucht, Hilflosigkeit u.s.w. (Buijssen 2003:132)

Dieser Prozess ist für viele Angehörige sehr anstrengend und quälend. Sie laufen oft den Fakten hinterher. Kaum haben sie einen Verlust akzeptiert – zum Beispiel, dass der Kranke sie nicht mehr erkennt -, bahnt sich schon der nächste an – etwa, dass der Urin nicht mehr gehalten werden kann. Zu dem fortwährenden Abbau der Fähigkeiten des geliebten Menschen kommt noch die Einbuße der Freiheit: Sie können ihren Tagesablauf nur noch dem des Erkrankten anpassen. Ein eigenes unabhängiges Leben ist nicht mehr möglich, da sie körperlich und geistig völlig von dem Kranken in Beschlag genommen werden.

Nur wenn Angehörige das Krankheitsbild der Demenz verstanden haben, können Verhaltensmuster verstanden werden. Ihr Anspruch muss es sein, die individuellen Lebensbedürfnisse von dementiell Erkrankten zu erkennen. Um ein Miteinander zu ermöglichen, bei dem sich Pflegende und der Erkrankte wohlfühlen, müssen Angehörige wissen, dass es von höchster Bedeutung ist, den Zugang zu dem dementiell Erkrankten zu finden – und sie müssen danach handeln. Dabei darf nicht der Anspruch entstehen, dem Erkrankten etwa zeigen zu wollen, wie ein »richtiges« Verhalten aussieht oder den gerontopsychiatrisch erkrankten Menschen dazu zu bringen, gesellschaftliche Normen einzuhalten. Vielmehr müssen sich Angehörige und die professionell Pflegenden auf den Kranken einlassen. Sie haben sich auf den Weg zum Dementen zu machen und nicht umgekehrt.

2.8 Die Bedürfnispyramide nach Maslow im Bezug auf das Krankheitsbild Demenz

Der amerikanische Psychologe Abraham Maslow ordnete die menschlichen Bedürfnisse in einer aufsteigenden Hierarchie (➤ Abb. 2):

- **Physiologische Bedürfnisse:** Hunger, Durst, Ruhe, Schlaf ,Wärme
- **Sicherheitsbedürfnisse:** Unabhängigkeit, Geborgenheit, Vorsorge
- **Soziale Bedürfnisse:** Vertrauen, Zuwendung, Liebe, Freundschaft
- **Bedürfnis nach Wertschätzung:** Anerkennung, Lob, Selbstvertrauen
- **Bedürfnis nach Selbstentfaltung:** Selbstverwirklichung, Sinnfindung

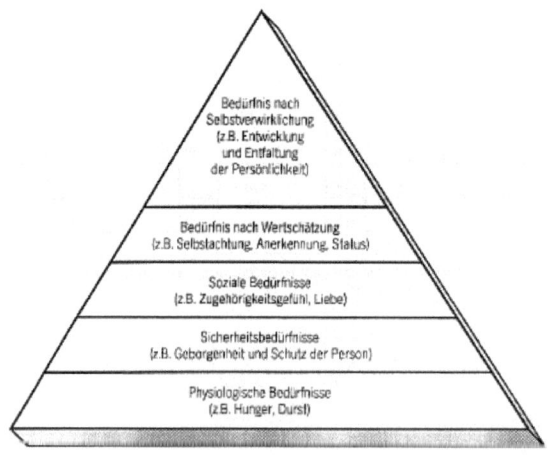

Abbildung 2: Bedürfnispyramide nach Maslow (Kotler/Bliemel 1995)

MASLOW setzt die Befriedigung der Bedürfnisse der jeweils vorherigen Stufen voraus. Erst wenn die physiologischen Bedürfnisse befriedigt sind, können höher geordnete Bedürfnisse befriedigt werden. MASLOW geht davon aus, dass die Bedürfnisse sich um so differenzierter entfalten können, je besser die Bedürfnisse der vorherigen Stufe befriedigt sind. Für die Aktivitäts- und Beschäftigungsangebote in der Altenpflege bedeutet das, dass erst die

16

physiologischen und Sicherheitsbedürfnisse ausreichend befriedigt sein müssen, damit der alte Mensch an einem Beschäftigungsangebot teilnimmt, bzw. eine befriedigende Erfüllung erlebt.

Es ist unumstritten, dass die Grundbedürfnisse eines jeden Einzelnen befriedigt werden müssen. Gesunde Menschen können in der Regel für sich selbst und ihre Bedürfnisse sorgen. Sie bringen ihre Bedürfnisse oder Nicht-Bedürfnisse zum Ausdruck. Bei dementiell veränderten Menschen ist dies nur in eingeschränktem Maße möglich. Daher muss für die Pflegenden der Anspruch bestehen, die möglichen Bedürfnisse zu »erspüren« und für ihre Befriedigung zu sorgen. Insbesondere muss darauf geachtet werden, dass wir nicht unsere eigenen Bedürfnisse auf die zu Pflegenden widerspiegeln und meinen, diese hätten die gleichen. Die Kunst des professionellen Pflegens liegt darin, die Bedürfnisse der anderen zu erkennen, adäquat darauf zu reagieren und diese Erkenntnisse in die tägliche Arbeit einfließen zu lassen. Es geht eben nicht darum, ausschließlich die physiologischen Grundbedürfnisse nach MASLOW in der Pflege zu befriedigen. Insbesondere bei Menschen mit Demenz ist auf Bedürfnisse wie Sicherheit, Schutz, Geborgenheit, Zuneigung, Beschäftigung und Kommunikation einzugehen. Oft jedoch werden diese Bedürfnisse vernachlässigt, obwohl ihre Befriedigung die Lebensqualität dieser Menschen entscheidend beeinflusst.

2.9 Die Bedürfnisblume für dementiell Erkrankte nach Kitwood

Im Mittelpunkt des Ansatzes nach Tom KITWOOD steht die Person beziehungsweise das Personsein. KITWOOD definiert Personsein als einen Status, der dem einzelnen Menschen im Kontext von Beziehungen verliehen wird. Er beinhaltet Anerkennung, Respekt und Vertrauen.

KITWOOD geht davon aus, dass Personsein über Beziehungen, also äußere Faktoren entsteht. KITWOOD distanziert sich von einem Verständnis von Personsein, das sich vor dem Hintergrund unserer westlichen "Business-Kultur" und unter dem Einfluss eines extremen Individualismus entwickelt hat und bei dem Personsein über Kriterien wie Autonomie und Rationalität definiert wird. Er betont, dass Personsein weitaus stärker mit Gefühlen, Emotionen und der Fähigkeit, in Beziehungen zu leben, verbunden werden sollte. Personsein wird damit unabhängig von körperlichen und geistigen Fähigkeiten. KITWOOD beschreibt fünf wichtige Bedürfnisse eines jeden Menschen.

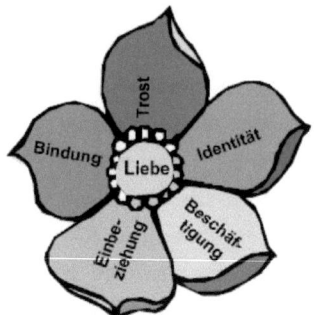

Abbildung 5: Die wichtigsten psychischen Bedürfnisse nach Kitwood (2005:122)

Diese Bedürfnisse sind wie bei einer Blume miteinander verbunden und lassen sich nicht exakt voneinander abgrenzen. Trost, Bindung, Einbeziehung, Beschäftigung und Identität münden in das allumfassende Bedürfnis nach Liebe, das verstanden werden kann als eine „ großzügige, verzeihende und bedingungslose Annahme, ein emotionales Geben von ganzem Herzen, ohne die Erwartung einer direkten Belohnung" (KITWOOD 2005:121)

Die Grafik unterstreicht, dass ein Mensch aufblüht, wenn die Bedürfnisse erfüllt sind, genauso aber verblüht und sich zurückzieht, wenn die Bedürfnisse enttäuscht werden. Bei fast allen Menschen sind die Bedürfnisse die meiste Zeit nicht offen sichtbar. Erst wenn jemand unter großen Druck gerät, Entbehrungen aushalten muss, schmerzhafte Erinnerungen hat oder schlimme Erfahrungen macht, treten die Bedürfnisse zutage. In diesen Situationen können die Bedürfnisse oft eine enorme Eigendynamik entwickeln. Je weniger ein Mensch in der Lage ist, seinen Bedürfnissen selbst Befriedigung zu verschaffen, desto stärker zeigen sich diese. Das Bedürfnismuster ist dabei von Mensch zu Mensch unterschiedlich, entsprechend den unterschiedlichen Biographien und Persönlichkeiten.

Trost: Das erste Bedürfnis in der Blume ist Trost. Es bedeutet in diesem Zusammenhang, jemand anderem Stärke und Halt zu vermitteln. Es impliziert Dinge wie Zärtlichkeit, Geborgenheit, Nähe, das Lindern von Schmerz und Leid, das aus dem nahen Beieinandersein erwächst. Gerade für Menschen im frühen

Stadium der Demenz, in dem sich die Betroffenen den Verlusten von Fähigkeiten und Kontakten bewusst sind, ist dies von großer Bedeutung.

Bindungen: Das zweite Grundbedürfnis nach KITWOOD ist das Bedürfnis nach Bindung. Bindungen geben Menschen das Gefühl von Sicherheit. Ohne die Sicherheit von primären Bindungen fällt es schwer, richtig zu handeln und sich in der Welt zurechtzufinden. Dementiell Erkrankte erleben viele Unsicherheiten und Ängste. Die Beziehungen und Bindungen geben ihnen Stabilität und Sicherheit.

Einbeziehung: Der Mensch ist ein soziales Wesen und hat das Bedürfnis nach Teilhabe am sozialen Leben. Menschen mit Demenz werden häufig aufgrund ihrer Erkrankung aus dem Gruppenleben ausgeschlossen. KITWOOD geht davon aus, dass eine Person infolge sozialer Isolation körperlich und geistig abbaut und sich zunehmend zurückzieht. Werden die Betroffenen jedoch mit einbezogen und das Bedürfnis befriedigt, blühen sie auf und fühlen sich akzeptiert und anerkannt (KITWOOD 2005:124).

Beschäftigung: Beschäftigungen geben dem Leben einen Sinn und das Gefühl, einbezogen und nützlich zu sein. Langeweile, Apathie und Nichtigkeit entstehen, wenn Menschen ihrer Beschäftigung beraubt werden. Ihre Fähigkeiten lassen nach und in Folge geht ihre Selbstachtung verloren. Auch Menschen mit Demenz haben ein starkes Bedürfnis nach Beschäftigung. KITWOOD weist darauf hin, das ein großes Fingerspitzengefühl, Kenntnis der Biographie und Vorlieben, sowie Einfühlungsvermögen erforderlich sind um die richtige Beschäftigung für eine Person zu finden. Hierbei sollen keine vorgefertigten Lösungen darstellt werden, sondern die Person muss ernst genommen werden und mit an der Lösung beteiligt sein.

Identität:

„Eine Identität zu haben, bedeutet zu wissen, wer man ist, im Erkennen und im Fühlen. Es bedeutet, ein Gefühl der Kontinuität mit der Vergangenheit und demnach eine „Geschichte", etwas, das man anderen präsentieren kann, zu haben."

(KITWOOD 2005:125)

Die Art und Weise, wie sich eine Identität zusammensetzt, ist bei jedem Menschen einzigartig. Menschen mit Demenz werden häufig ohne eine Identität dargestellt. Aufgrund ihres unverständlichen Verhaltens wird häufig davon ausgegangen, dass sich Menschen mit Demenz selbst als geschichts- und identitätslos erleben. Es wird vergessen, dass jeder eine eigene Lebensgeschichte hat, die ihn von den anderen unterscheidet und die sich in seinem Verhalten und Erleben zeigt. Um die Identität dementiell erkrankter Menschen zu erhalten, sind – wie in den anderen beschriebenen Ansätzen auch – Kenntnisse über die Biographie der Betroffenen und Empathie nötig, um auf die Einzigartigkeit von Personen reagieren zu können (KITWOOD 2005:125)

Durch die sensible Befriedigung der Bedürfnisse ist es möglich, Personsein zu erhalten. Schon allein das Befriedigen eines Bedürfnisses hat Auswirkungen auf die anderen Bedürfnisse. Ein Mensch, der sich sicher fühlt, nimmt beispielsweise eher eine Beschäftigung wahr, und die Beschäftigung ihrerseits stärkt das Gefühl der Identität. Durch die Befriedigung der Bedürfnisse kommt es daher zu einer allgemeinen Verstärkung des Selbstwertgefühls (KITWOOD 2002: 125).

2.10 Das Erleben der Wirklichkeit bei Demenz

2.10.1 Allgemeine Betrachtungen zur Wirklichkeit

Wenn man sich die Verhaltensweisen eines Erkrankten ansieht und erlebt, stellt man sich unweigerlich die Frage: "Was geht in ihm vor?", "Was denkt, was fühlt er?", "Wie erlebt er seine Krankheit, sein Verhalten und die Umwelt?". Solange sein Verstand noch intakt und er geistig gesund ist, können wir ihn danach befragen. Wird der Mensch demenzkrank, werden diese Fragen nie geklärte Rätsel bleiben. Ich möchte in diesem Kapitel den Versuch wagen zu beschreiben, wie ein Betroffener seine Krankheit erleben könnte. Um sich dem Verständnis des Erlebens dementiell erkrankter Menschen anzunähern, ist zu erwähnen, dass das Erleben jeder Person einzigartig ist. Es muss davon ausgegangen werden, dass es kein einheitliches Erleben der Demenz gibt.

Jeder Mensch hat also seine eigene Wirklichkeit. Innerhalb von Gruppen verständigt man sich aber meist auf eine allgemeingültige Wahrheit oder Realität. So kann ein Traum, aus dem man nachts erschreckt aufwacht, zwar sehr real und wahr sein, dennoch kann der gesunde Mensch ihn von der allgemeingültigen

Realität unterscheiden. Menschen mit Demenz verlieren die Fähigkeit zu trennen zwischen ihrer Welt und der Realität. Wenn man Wahrheit und die Subjektivität von Erleben als Ausgangspunkt nimmt, muss man davon ausgehen, dass Menschen mit Demenz den Regeln ihrer eigenen Wahrheit folgen und sich daraus ihr eigenes Erleben ergibt. Dieses Erleben hat für die Person also realen Bezug und ist für sie wahr und real. Es ist völlig unabhängig von dem Verständnis, das die Umwelt von der gleichen Situation hat (Sulimma 2003:28).

Buijssen beschreibt drei Quellen, aus denen wir uns ein Bild von der Erlebniswelt des demenzkranken Menschen ableiten können.   Die erste Quelle ist das, was er selbst mitteilt. Die zweite Quelle ist das Verhalten Demenzkranker. Aus ihrem Weinen oder Lachen, ihrer Rastlosigkeit oder Ruhe, ihrer Aggressivität oder Liebenswürdigkeit können wir in etwa herleiten, was sie vermutlich fühlen oder erleben. Die dritte Quelle ist unser eigenes Vorstellungs- und Einfühlungsvermögen.

2.10.2 Der Krankheitsverlauf

"Wohin hab ich denn, schon wieder den Schlüssel gelegt?" Meist beginnt die Krankheit mit der Vergesslichkeit. Das Erledigen von etwas komplizierten Vorgängen, wie zum Beispiel das Rasenmähen oder Reparieren von Gegenständen, kostet enorme Kraft. Zu Anfang passiert es nur selten. Hier und da geht auf einmal etwas schief. Der Erkrankte reagiert oft gereizt, da sich durch die vielen Fehlschläge eine große Frustration aufbaut hat. Es kann auch zu Depressionen kommen. Der Betroffene bekommt Zweifel und Angst, ob die Vergesslichkeit nur mit dem Alter zusammen hängt, oder ob da etwas mehr ist?

2.10.3 Die Begleitungsbedürftigkeit

In dieser Phase ist das Vergessen eher die Regel als die Ausnahme. Der Erkrankte kommt ohne Hilfe und Unterstützung nicht mehr klar. Sein Leben gerät nun aus den geordneten Bahnen. Es kommt durch die vielfältigen Fehlgriffe immer öfter zu Zusammenstößen mit den Menschen, die dem Betroffenen nahe stehen. Er hat mittlerweile einen reichen Vorrat an Ausflüchten, Ausreden und kleinen Lügen für andere, aber auch sich selbst, parat. Die Einsicht weicht einer

Verdrängungsstrategie zum Selbstschutz. Es wird alles versucht, um die Fassade vor anderen aufrechtzuhalten, während in seinem Inneren das Chaos überhand gewinnt.

Die Grundstimmung bleibt beim demenzkranken Menschen oft dieselbe wie zuvor. Allerdings können sich bestimmte Charaktereigenschaften verstärken. Das muss jedoch nicht bei jedem passieren. Es gibt auch den umgekehrten Fall, in dem ein sehr freundlicher Mensch plötzlich hoch aggressiv reagiert. Wie jemand seine Krankheit erlebt, wird maßgeblich dadurch bestimmt, wie er selber, aber auch seine Umwelt reagiert. Hat ein Mensch schon immer schnell die Fassung verloren, so wird er seine Erkrankung ebenfalls als Katastrophe erleben; hat er jedoch schon früher das Glas eher als halb voll, und nicht als halb leer betrachtet, wird er seine Demenz sicher als weniger schrecklich empfinden.

Durch das Zerrütten des Verstandes kommt es immer öfter dazu, dass das Gefühl den Verstand beherrscht. Beim Gesunden liegt zwischen Gefühl und Handeln meist eine Phase des Nachdenkens. Der Demenzkranke reagiert häufig impulsiver und heftiger. Er fragt sich nicht »Kann ich das jetzt machen?« Er handelt aus dem Gefühl heraus. Der Kranke kennt in dieser Phase nur noch sogenannte Grundgefühle: Ekel, Wut, Traurigkeit, Angst, Freude und Vertrauen. Alle Gefühle, die einen voll funktionsfähigen Verstand erfordern, verschwinden. Scham erfordert beispielsweise das Wissen, was sich gehört. (Buijssen 2003:59). Was auf uns schamlos wirkt, hängt damit zusammen, dass der Erkrankte nicht mehr die Gesetze der Scham kennt.

2.10.4 Die Versorgungsbedürftigkeit

In dieser Phase verlieren die dementiell erkranken Menschen den vertrauten Rahmen von Zeit und Raum. Sie haben keine Orientierung mehr und fragen sich immer häufiger, wo sie sind.

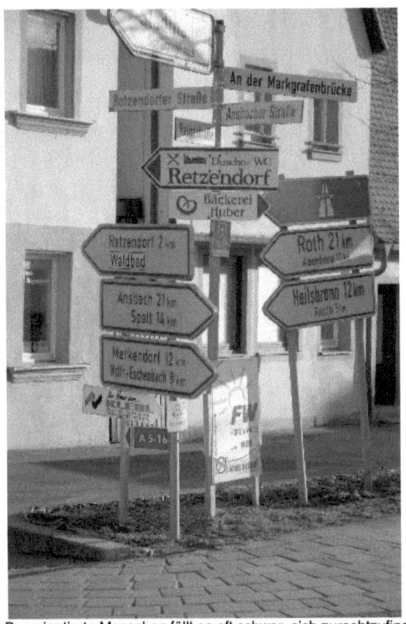

Abbildung 5: Desorientierte Menschen fällt es oft schwer, sich zurechtzufinden. Dieser „Schilderwald" überfordert ihre Fähigkeiten. Sie brauchen besondere Hilfen, um sich trotz ihrer Einschränkungen orientieren zu können.
Bildquelle: Moros / Wikipedia 2008 (CC-BY-3.0)

Die Kluft zwischen der Welt der Nichtdementen und der neuen, anderen Welt wird immer größer. Die Reflexion eigener Gefühle und eigenen Verhaltens findet nicht mehr statt. Der Denkprozess erfordert Fähigkeiten, die der Betroffene mit fortschreitender Krankheit verliert. Während er sich früher noch dachte »Ich versage, was sollen andere von mir denken? «, stellt er jetzt nur noch fest, dass nicht das geschieht, was er will. Der Unterschied besteht darin, dass die Fehlschläge für ihn keine Konsequenzen mehr haben. Trauer oder Ärger infolge des Versagens treten nicht mehr auf. An die Stelle tritt eine Art Verwunderung über das eigene Handeln auf. Viele ältere Menschen haben in ihrem Leben schmerzliche Erfahrungen oder einschneidende Geschehnisse erlebt. Zum Beispiel Kriegserfahrungen, Misshandlungen oder den Tod eines geliebten Menschen. In Folge der Demenz versagen oft die Bewältigungsmechanismen, die bisher einen guten Schutz gegen diese Schicksalsschläge darstellten. Dadurch können alte psychische Wunden plötzlich wieder aufbrechen. Ein aktuelles Ereignis kann ein anderes aus der Vergangenheit wieder hervorrufen. Ein zu fester Griff um das Handgelenk eines Dementen, erinnert den Betroffenen möglicherweise an ein negatives Ereignis aus seiner Vergangenheit. Je weiter die Krankheit fortschreitet, desto sensibler wird der Kranke dafür, wie andere mit ihm umgehen. Da er immer weniger versteht, was die Umwelt ihm sagen will, wird er mehr auf Körperhaltung, Gesichtsausdruck, Gesten und Tonfall achten (Buijssen 2003:65).

Die Tatsache, dass die nonverbale Kommunikation einen höheren Stellenwert einnimmt, hat nicht nur damit zu tun, dass der Demente den Inhalt eines Gespräches nicht mehr versteht. Ein wichtiger zweiter Grund ist, dass die Beziehung zum Gegenüber jetzt viel wichtiger für ihn geworden ist. Es ist für den dementiell Erkrankten außerordentlich wichtig zu wissen, ob die Person vertrauenswürdig ist und es gut mit ihm meint oder nicht. Hier gibt es Parallelen zu einem kleinen Kind. Kann ein Kind dem anderen vertrauen, fühlt es sich sicher; kann es das nicht, wird es ängstlich. Die Verarbeitung von Informationen fällt dem Kranken immer schwerer. Aus diesem Grund verschließt er sich dagegen, in dem er immer längere Perioden des Tages die Augen schließt und döst oder schläft. Er schütz sich so vor der Informationsflut, die auf ihn einprasselt.

2.10.5 Die Phase der Pflegebedürftigkeit

In der letzten Phase ist der Erkrankte nicht mehr in der Lage, zielgerecht und koordiniert zu handeln. Ähnlich wie bei einem Kleinkind, das ebenfalls verletzlich und von anderen abhängig ist, dreht sich sein Leben jetzt um die Befriedigung primärer körperlicher Bedürfnisse, wie Essen, Trinken, Ruhe und Wärme. Aber auch emotionale Bedürfnisse, wie etwa nach Sicherheit und Vertrauen, treten in den Vordergrund. Alles, was er noch an Kommunikation zeigt – Unruhe, Rufen nach Kontakt und Weinen – scheint auf die Befriedigung jener Bedürfnisse ausgerichtet zu sein (Buijssen 2003:69)

Da der dementiell Erkrankte niemanden mehr erkennt, erlebt er möglicherweise große Angst. Gegen den Verlust der Sicherheit findet er ein gutes Rezept. Er schläft viel. Da nun Vergangenheit und Zukunft vollständig aus seinem Gedächtnis gelöscht sind, hat der Kranke keine Vorstellung mehr von der Zeit. Er lebt in einem ständigen »Jetzt«, und nur das, was sich im Hier und Jetzt abspielt, ist real (Buijssen 2003:70).

Die Krankheit beherrscht den gesamten Menschen. Der Kranke nimmt kaum noch wahr, was um ihn herum passiert. Die Welt beschränkt sich möglicherweise nur noch auf seinen eigenen Körper. Er weiß nicht, dass das gefüllte Glas auf dem Tisch ihm gehört. Erst wenn jemand ihm das Glas zum Mund führt und er die Flüssigkeit auf den Lippen spürt, beginnt er reflexartig zu trinken. Die Sinnesorgane Riechen, Tasten und Schmecken sind jetzt wichtiger als Hören und Sehen. Die wenigen Verhaltensäußerungen, die er noch zeigt, sind in erster Linie körperlicher Art. Er zeigt zum Beispiel durch Zusammenpressen der Lippen, wenn er das Mittagessen nicht mag. Vielleicht ist es auch ein Signal, das uns sagt: » Ich will nicht mehr leben!«.

In der letzten Lebensphase nimmt der Demenzkranke sich und seine Umwelt nur noch sehr schwach wahr. Selbst den eigenen Köper scheint der Kranke manchmal als fremd zu betrachten. Die Arme und Beine sind meist ohne Leben. Die Augen auch am Tag geschlossen. Das Letzte, was der schwer Demenzkranke verlernt, ist das Lächeln. Kann er auch das nicht mehr, ist der Tod nicht mehr fern (Buijssen 2003:70).

3.   Professionelle Begleitung von Menschen mit Demenz

Demenzerkrankte benötigen aufgrund ihrer besonderen und vielschichtigen Einschränkungen eine spezielle Betreuung. Das bedeutet nicht, dass ein spezielles Konzept für alle Demenzerkrankten zur Verfügung steht, sondern dass ein Betreuungskonzept nach dem Individualprinzip praktiziert werden muss, weil jeder Demenzerkrankte in seiner individuellen Art und Weise auf die verloren gegangenen Fähigkeiten reagiert (Mötzing 2005:63).

Es wird davon ausgegangen, dass die Mehrzahl der Pflegenden über ein großes Einfühlungsvermögen und eine erhöhte Sensibilität im Umgang mit alten Menschen verfügt. Dies kann angenommen werden, da den meisten von ihnen der Umgang mit hilfebedürftigen Menschen Freude und berufliche Befriedigung bereitet. Dennoch gibt es immer wieder große Herausforderungen und Belastungssituationen im Umgang mit Demenzkranken.

Seit vier Jahren arbeite ich in einer Tagespflegeeinrichtung. Ich möchte hierbei meine persönlichen Erfahrungen aus der Demenzpflege einfließen lassen, da die zur Zeit gängigen Pflegepraktiken der personenzentrierten Pflege aus meiner Sicht nur theoretische Ansätze enthalten, die in der Praxis nicht immer wirksam werden können.

Der Schwerpunkt der Tagespflegeeinrichtung liegt auf der Betreuung dementiell erkrankter Menschen. Wir sind also die Labore für das Wissen über Demenz-Pflege. Die Erfahrungen, die wir in unserer Einrichtung gemacht haben, haben uns zu einer Reihe von Schlussfolgerungen kommen lassen. Ich möchte nun deutlich machen, welche Strategien uns helfen, die einzigartige Atmosphäre von Geben und Nehmen, von Gleichgewicht und Fröhlichkeit zu erhalten.

An erster Stelle sollte klar gestellt sein, dass die Person des Erkrankten im Mittelpunkt der Pflege steht, nicht etwa die Demenzerkrankung. Man sollte den Erkrankten so behandeln wie einen gesunden Menschen. Er hat die gleichen Gefühle und Emotionen wie wir. Gute Pflege basiert auf der Grundlage, dass die Person einen Wert hat, Gefühle besitzt, die anerkannt werden müssen, und einen Geist hat, der trainiert werden muss.

Im Idealfall verfügt eine Pflegeperson in unserer Einrichtung über das erforderliche Maß an Selbstsicherheit und Gelassenheit, um mit den vielschichtigen Konflikten und Ängsten der extrem hilfebedürftigen Tagesgäste angemessen umgehen zu können. Ich empfehle, Mitarbeiter, die diesen Anforderungen nicht entsprechen, nicht weiter zu beschäftigen. Es gibt Menschen die dafür nicht geschaffen sind. Wenn Mitarbeiter keine Verbindung zu den Bewohnern oder Tagesgästen aufbauen können, sich als unflexibel herausstellen oder unfähig sind zu wachsen und sich in ihrer Arbeit zu verwirklichen, sollte man ihnen lieber früher als später zu einem anderen Beruf raten.

4.   Kommunikation

Die Sprache spielt eine große Rolle. Man sollte als pflegende Person die Prinzipien guter Kommunikation beherrschen. Sie kennzeichnet sich durch eine genau beschreibende Sprache, durch angemessene Lautstärke und den richtigen Ton und durch Verwendung angebrachter Gesten. Blickkontakt, Berührungen und die Verwendung der persönlichen Lebensgeschichte zeichnen eine Pflegekraft mit

Geschick aus. Es müssen nicht immer die formellen Anreden sein. Zum Beispiel Herr Müller. Im fortgeschrittenen Stadium reagieren die dementiell Erkrankten häufig besser auf ihren Vornamen, weil er sie seit der Geburt begleitet.

Es ist vorteilhaft Ausdrücke zu verwendet, die positiv und lebensbejahend sind. Es kommt wesentlich besser an, wenn man ein positives Vokabular wählt. Ein Beispiel: „Gehen wir hier entlang" anstatt „Gehen Sie nicht da lang." Die meisten werden zugeben, dass sie es nicht mögen, wenn man „Nein" zu ihnen sagt. Genauso wenig mögen das Personen mit Demenz.

Die Anwendung dieser positiven Sprache entscheidet oft darüber, ob die Gäste morgens ins Auto einsteigen und mit in die Tagespflege kommen.

Da der Betroffene sich Namen eines bestimmten Mitarbeiters, seine Funktion oder daran, dass er ihn überhaupt schon mal getroffen hat, meist nicht mehr erinnert, ist es wichtig, dass sich die Mitarbeiter daran gewöhnen, sich vorzustellen. Und das jeden Morgen. Sie sollten dabei lächeln und freundlich die Hand reichen. Eine fröhliche Art und entsprechende Begrüßung kann viel bewirken. Ein einfühlsames „Guten Morgen" bedeutet für beide Seiten einen guten Start in den Tag.

Das Pflegepersonal sollte die Sprache so einfach wie möglich halten. Die alltäglichen Gespräche können oft voll mit komplexen, ja sogar widersprüchlichen Wörtern und Anweisungen stecken. Das überfordert Personen mit Demenz. Man muss mit ihnen in einer einfachen und direkten Sprache und mit ebensolchen Anweisungen kommunizieren.

Vorsicht ist geboten bei den Fragestellungen. Die dementiell Erkrankten stehen plötzlich und unerwartet einem sehr realen Gedächtnisverlust gegenüber. Wenn man ihnen eine Frage stellt, auf die sie keine Antwort wissen, können die Personen Angst, Traurigkeit, Frust und Zorn verspüren. Wenn Fragen gestellt werden, sollten sie so allgemein gehalten werden, dass keine speziellen Fakten oder Details gewusst werden müssen. Der Mitarbeiter mit Geschick, sollte, wenn die Frage nicht beantwortet werden kann, die betroffene Person nicht im Stich lassen, sondern ihr helfen, so dass der Demente sein Erfolgserlebnis hat. Er kann auch das Thema wechseln oder er beantwortet die Frage selbst.

Eine weitere Erkenntnis von hoher Bedeutung ist die Tatsache, dass man nicht mit dementiell Erkrankten streitet. Es ist praktisch unmöglich, eine Auseinandersetzung mit einer Person zu führen, die an einer Alzheimer-Krankheit leidet. Die Person bleibt oft beharrlich bei ihrer Meinung. Zu versuchen, sie davon abzubringen, ist sinnlos. Auseinandersetzungen führen nur zu Frust und Versagen. Eine Konfrontation kann die Person zornig machen, weil sie in die Defensive gerät. Man sollte sich als Mitarbeiter von der „richtigen" Antwort lösen und nicht widersprechen.

Der professionell Pflegende muss daran denken, dass hinter dem Verhalten eine Botschaft steckt. Im Frühstadium der Krankheit werden die Gefühle und Probleme noch mit Worten mitgeteilt, später sagt ihr Verhalten, was Worte nicht sagen können. Schreien oder schlagen kann bedeuten, dass die Person Schmerzen hat. Umherwandern kann durch Langeweile ausgelöst werden. Lachen zeigt, daß die Person fröhlich ist, Tränen deuten auf Einsamkeit hin. Kleine Sorgen können sich bei dementen Personen sehr schnell in große verwandeln. Es ist daher ratsam, traurige oder bedrohliche Nachrichten zu filtern. Es ist zwar nicht immer möglich, die schlechten Nachrichten wegzulassen, aber wenn die Möglichkeit besteht, sollte man dies tun. Abschließend sei erwähnt, dass Humor eine sehr große Rolle spielt. Einen Witz zu erzählen bringt Menschen zum Lachen und das ist die beste Form der Kommunikation. Auch wenn die Pointe nicht verstanden wird, so ist es trotzdem lustig. Eine aufrichtige und effektive Kommunikation ist der Weg zum Dementen.

Oft lassen uns Sprache oder Worte im Stich, aber nonverbale Kommunikation kann die Kluft überbrücken. Wenn das Personal Wärme und Herzlichkeit ausstrahlt und der Person das Gefühl gibt, willkommen zu sein, wird das dazu beitragen, dass sie sich sicherer und glücklicher fühlt.

5. Kritische Würdigung

In der vorliegenden Arbeit habe ich mich mit den theoretischen Grundlagen der dementiellen Erkrankungen und den pflegerischen Theorien hierzu auseinandergesetzt. Dabei ist mir klar geworden, dass jede konzeptionelle Pflegetheorie - wie zum Beispiel die personzentrierte Theorie nach KITWOOD -, nur einen Teilakzent der täglichen Arbeit darstellen kann. Die Theorien müssen auf ihre Praktikabilität geprüft und miteinander vernetzt werden. Dazu gehört die Leben- und Berufserfahrung des einzelnen Pflegenden sowie seine grundsätzliche Haltung zum alten Menschen.

Für meine zukünftige Tätigkeit als Pflegedienstleiter einer Tagespflege- Einrichtung leitet sich hieraus Handlungsbedarf für Angehörige und Professionelle ab. Für Angehörige müsste zum Beispiel ein monatlicher Treff eingerichtet werden, in dem es möglich ist, seine Gefühle zu äußern und Hilfestellung für die Alltagsbewältigung zu erhalten. An die Professionellen können nicht nur Erwartungen gestellt werden, wie sie sein sollen, es muss ihnen gezeigt werden, auf welchem Weg sie die geforderten Fähigkeiten erreichen. Hierzu gehören Fortbildungsangebote zur Förderung der sozialen Kompetenzen, nonverbaler Kommunikation und Validation mit dementiell Erkrankten. Hierauf in der schriftlichen Arbeit noch einzugehen, hätte den vorgegebenen Rahmen gesprengt und sich von der Zielsetzung der Arbeit entfernt.

6.   Quellenverzeichnis und Literaturverzeichnis

Buijssen, Huub: Demenz und Alzheimer verstehen. (Beltz Verlag) Weinheim 2003

Mötzing, Gisela: Beschäftigung mit alten Menschen. (Urban&Fischer) München 2005

Lind, Sven: Demenzkranke Menschen pflegen. (Hans Huber Verlag) Bern 2003

Bell, Virginia: Personenzentrierte Pflege bei Demenz. (Reinhardt Verlag) München 2004

Kitwood, Tom: Demenz. 4 unveränderte Auflagen. (Hans Huber Verlag) Bern 2005

Kotler, Philip & Friedhelm Bliemel: Marketing-Management. 8. Auflage. (Schäffer-Poeschl Verlag) Stuttgart 1995

Moros / Wikipedia: Windsbach (Bayern), Schilderwald.
   https://upload.wikimedia.org/wikipedia/commons/d/d4/Windsbach_Schilderwald_2299.jpg 2008

Waselewski, Marcus: Herausforderung Demenz. (Schlütersche) Hannover 2002

Schäffler, Arne: Pflege Heute. *(Gustav Fischer Verlag)* Stuttgart 1997

Sulimma, Katja: In Würde verrückt werden. *(Diplomarbeit)* Frankfurt 2003
   Herkunft unbekannt. / Weiterbildung 2004

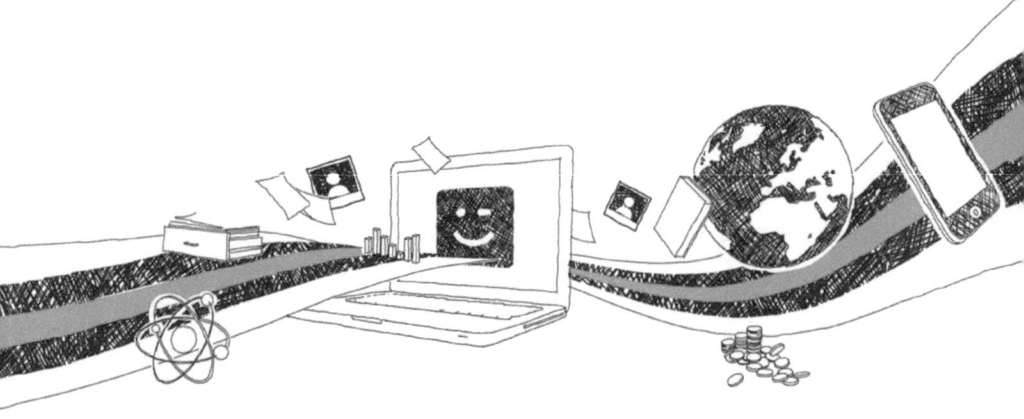
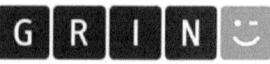